Jon Kabat-Zinn & Lienhard Valentin

Die heilende Kraft der Achtsamkeit

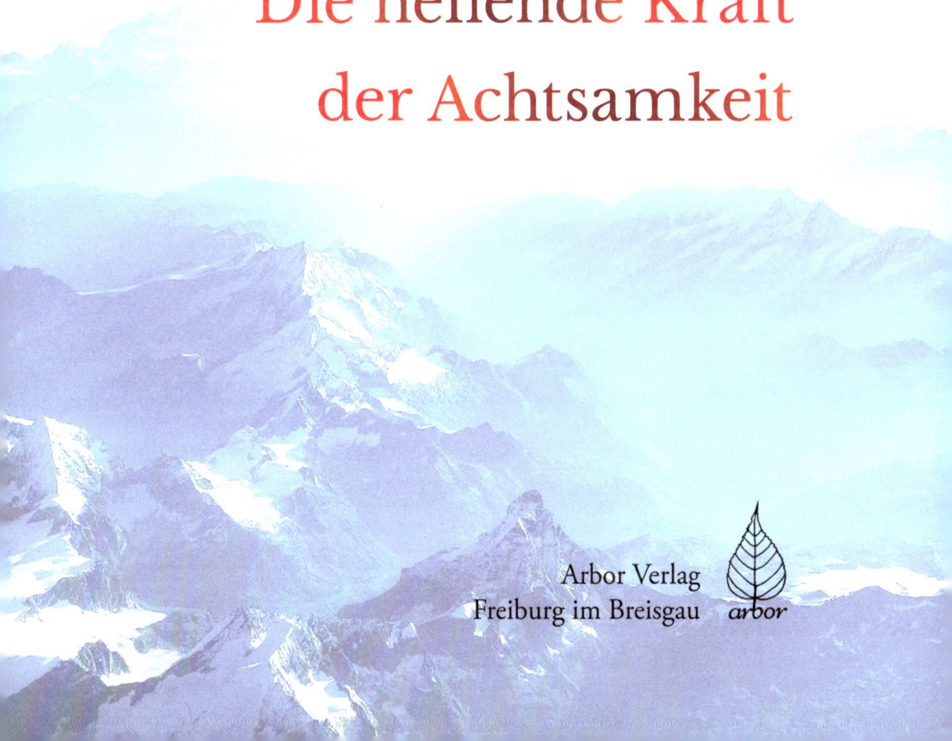

Arbor Verlag
Freiburg im Breisgau
arbor

Dieses Buch ist in einer früheren Ausgabe unter dem gleichen Titel
mit Texten von Jon Kabat-Zinn sowie Texten und gesprochenen Meditationen
von Ulrike Kesper-Grossman erschienen.

2. Auflage dieser Neuausgabe 2023

Übersetzung der Texte von Jon Kabat-Zinn: Marion Kroh
Lektorat: Richard Reschika/Usha Swamy
Titelfoto: ©John Rodenn Castillo/unsplash.org
Umschlaggestaltung und Satz: mediengenossen.de
Druck und Bindung: Gugler GmbH, A-3390 Melk
Bildnachweise: S.5,6: Felicity Ravelo/pexels.com; S.8,9: pixabay.com; S.11,12: Will Turner/unsplash.com; S. 21: Bailey Zindel/unsplash.com; S. 23,24: Eberhard Grossgasteiger/pexels.com; S. 28,29: Thomas Kelley/unsplash.com; S. 30: Zhen Hu/unsplash.com; S. 33: Luke Richardson/unsplash.com; S. 35,36: Humphrey Muleba/pexels.com; S. 40: Simon Migaj/pexels.com; S. 43: Deepu B Iyer/pexels.com; S. 46,47: Matt Hardy/unsplash.com; S. 49: Faye Cornish/unsplash.com; S. 51:©privat; S. 53: ©Merlin Blumenschein

Dieses Buch wurde auf 100% Altpapier gedruckt und ist alterungsbeständig.
Weitere Informationen über unser Umweltengagement finden Sie unter
www.arbor-verlag.de/umwelt

www.arbor-verlag.de

ISBN 978-3-86781-440-9

Inhalt

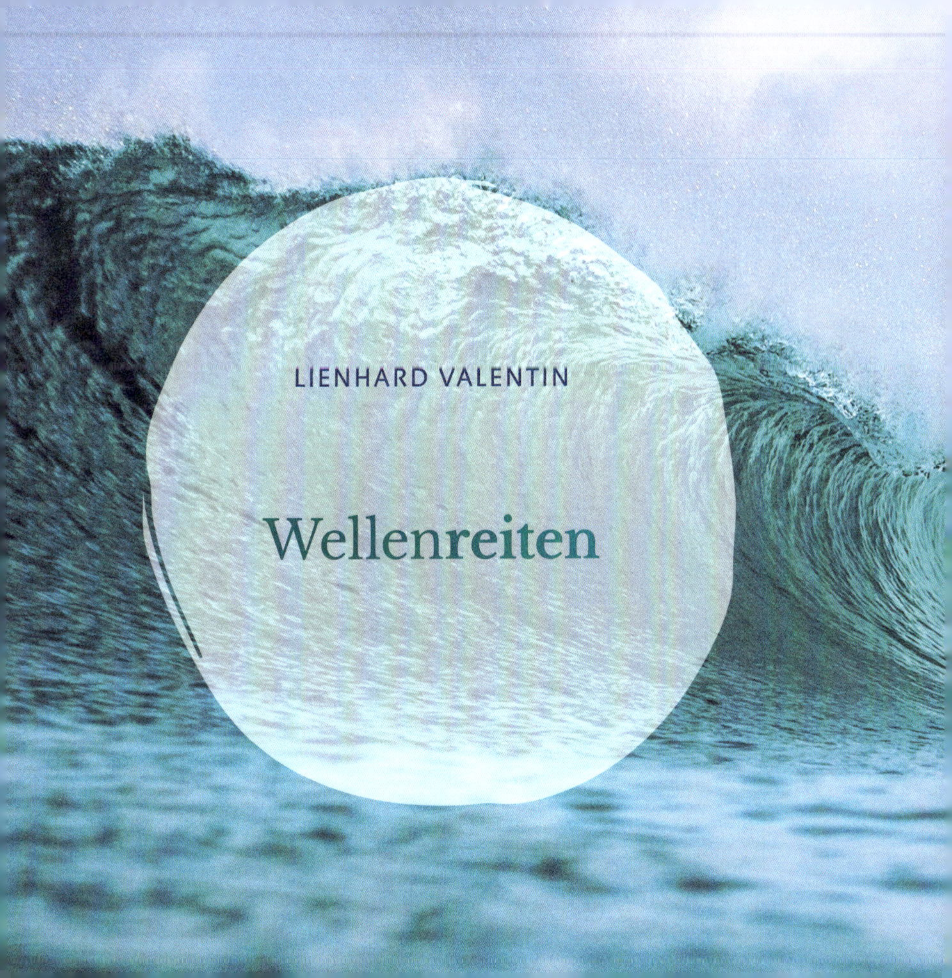

LIENHARD VALENTIN

Wellenreiten

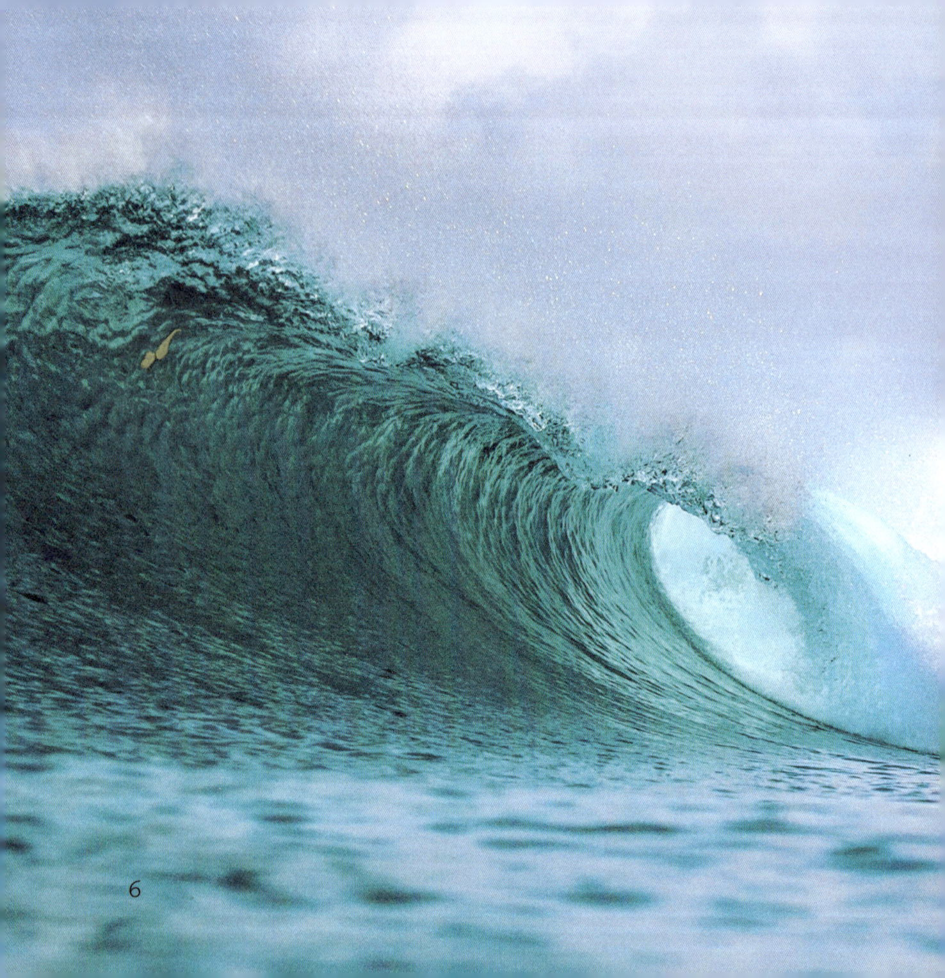

*»Wir haben sehr wenig Einfluss darauf,
welche Wellen uns das Leben beschert.
Aber wir können lernen, auf ihnen zu reiten.«*

Dieses Zitat trifft meiner Meinung nach genau den Kern, worum es in der Praxis der Achtsamkeit geht. Wenn uns das Leben Herausforderungen präsentiert – seien es gesundheitliche, berufliche oder familiäre – neigen wir dazu, automatisch zu reagieren, indem wir mit Gott und der Welt hadern und uns dagegen sträuben, die Wirklichkeit unserer Situation anzuerkennen. Wir wollen einfach, dass es anders ist, als es nun mal ist. Das ist ja auch mehr als verständlich. Doch es führt dazu, dass wir einen Tunnelblick bekommen und in Stress geraten – mit anderen Worten: die Balance verlieren und von den Wellen hin- und hergerissen oder sogar von unserem Surfbrett heruntergeworfen werden. Genau hier kann die Praxis der Achtsamkeit von unschätzbarem Wert sein, unser inneres Gleichgewicht zu bewahren oder es möglichst schnell zurückzugewinnen, wenn wir es verloren haben. Auf diese Weise finden wir zu mehr innerem Raum und innerer Freiheit, um so ausgewogenere, weisere Entscheidungen zu treffen und auch den Selbstheilungskräften unseres Organismus den Weg zu ebnen.

Die Meditationen in diesem Programm dienen dazu, die Qualitäten von Gelassenheit, Offenheit und innerer Ruhe zu kultivieren. So können wir uns auch im Alltag unserer selbst erinnern und unsere Erfahrung zunehmend in wohlwollendem Gewahrsein halten. Wir lernen, mit uns und unserer Erfahrung zu sein, auch dann, wenn wir es gerade

schwer haben. Die Meditationen in diesem Programm sind mal länger, mal kürzer, mal im Liegen, mal im Sitzen. In dem Maß, in dem Sie Ihre eigene Form der Praxis finden, können Sie auch die Möglichkeit nutzen, ohne äußere Anleitung zu meditieren. Um immer wieder an das erinnert zu werden, was wir kultivieren möchten, gibt es zwei Aufnahmen, bei denen in der Stille ab und zu eine Klangschale erklingt. Wenn Sie sich dabei erwischen, dass Sie in Gedanken verloren waren, so ist das völlig normal und kein Problem oder gar Versagen. Es geht in dieser Praxis nicht um Leistungssport! Viel wichtiger ist die innere Haltung, in der Sie sich wieder zur Meditation einladen – möglichst freundlich, aber beharrlich.

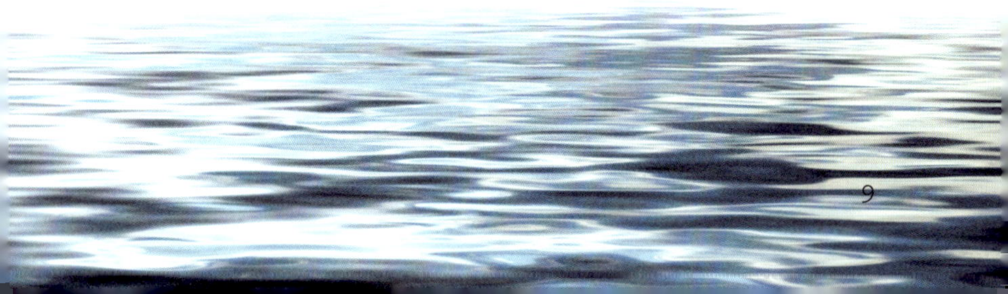

Ihre Praxis wird umso mehr Früchte tragen, je weniger die Meditation zu einer Pflichtübung wird, sondern zu einer Zeit, in der Sie auf wohlwollende, freundliche Weise mit sich selbst zusammen sind. In diesem Sinn möchte ich diese Einführung mit einem Zitat des australischen Meditationslehrers Bob Sharples beenden:

Meditiere nicht, um dich zu reparieren, zu heilen,
zu verbessern, zu erlösen;
tu es lieber aus einem Akt der Liebe heraus,
aus tiefer, herzlicher Freundschaft dir selbst gegenüber.
Auf diese Art und Weise gibt es keinen Grund mehr
für die subtile Aggression der Selbstverbesserung,
für die endlosen Schuldgefühle, nicht genug zu sein.
Es bietet Gelegenheit für ein Ende der unaufhörlichen Runden
des schweren Versuchens, welches so viele Leben verhärtet.
Stattdessen gibt es Meditation als einen Akt der Liebe.
Wie unendlich wonnevoll und ermutigend.

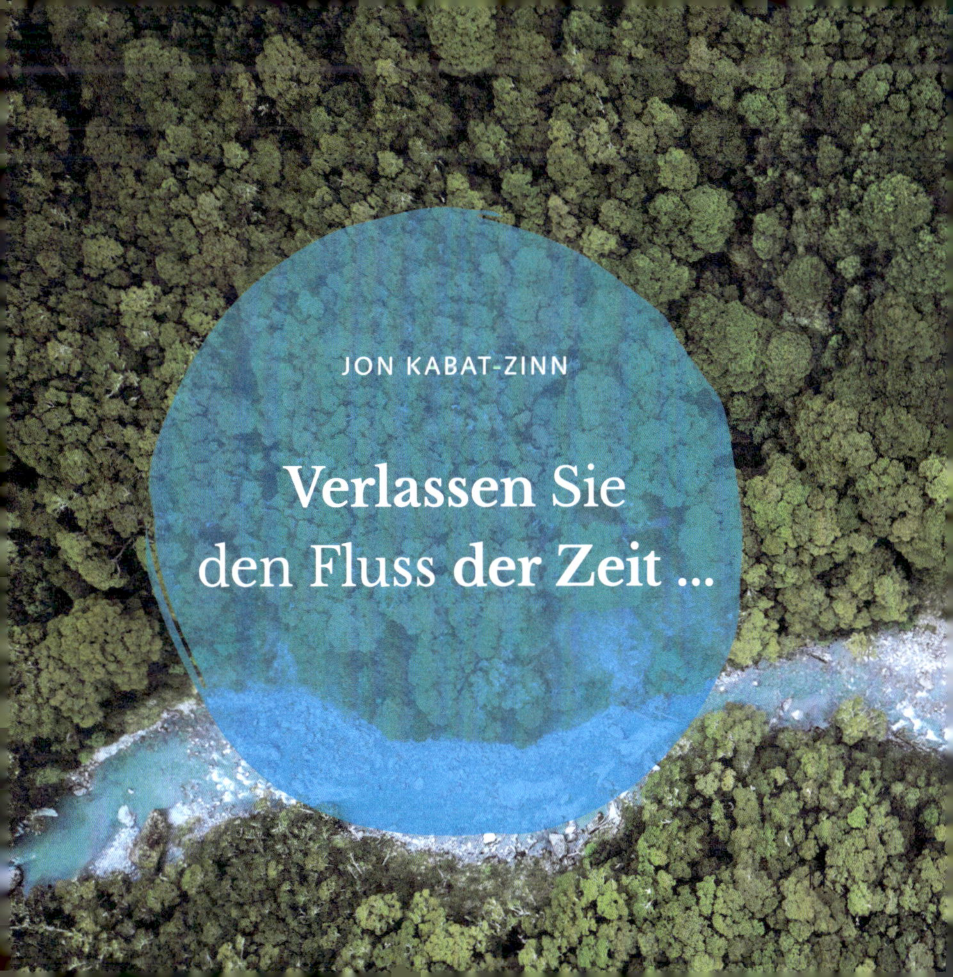

JON KABAT-ZINN

Verlassen Sie den Fluss der Zeit ...

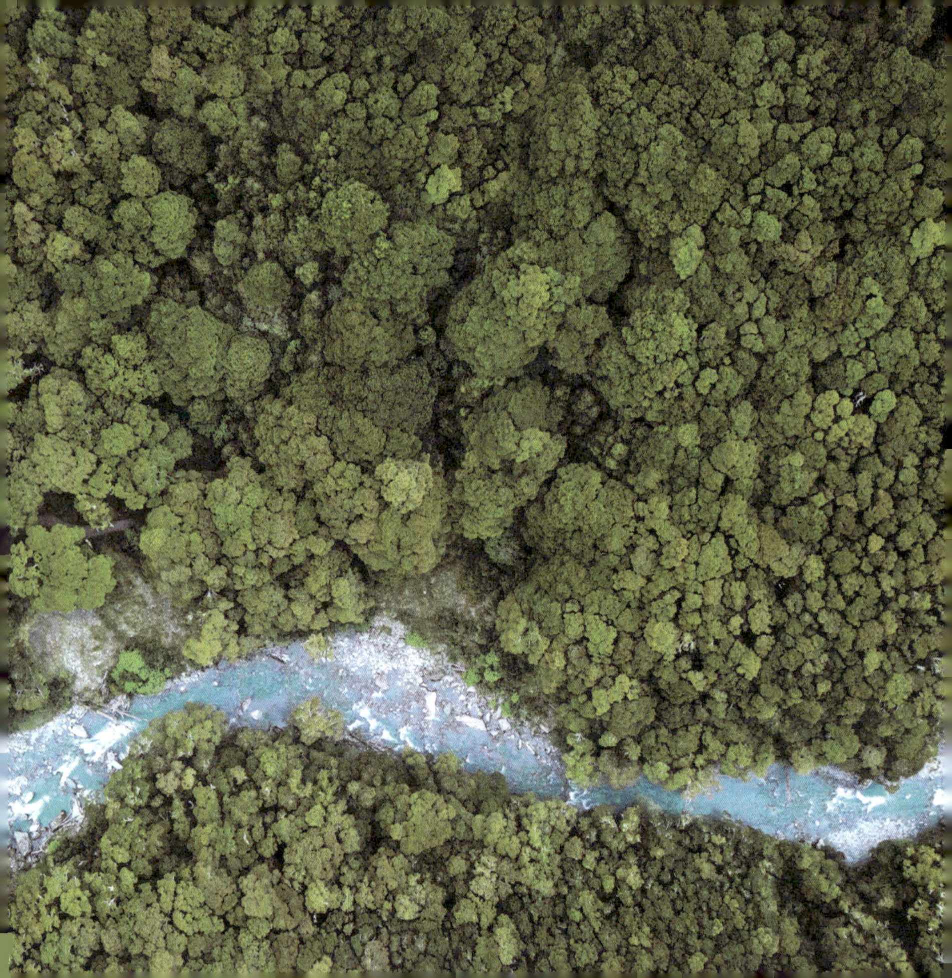

... und wechseln Sie hinüber in die zeitlose Gegenwart

Meditation ist im Grunde genommen eine radikale Maßnahme, bei der man den Fluss der Zeit verlässt und die zeitlose Gegenwart betritt. In der Meditation erkennen wir die Tatsache an, dass unser Leben sich von Moment zu Moment entfaltet, immer gerade jetzt, in diesem Augenblick. Sie bezeugt, dass der jetzige Augenblick der einzig wichtige ist und die einzige Gelegenheit, um wirklich wach, bewusst und präsent zu sein. Dennoch neigen wir dazu, während der meisten Augenblicke, die unser Leben ausmachen, in Gedanken woanders als in der Gegenwart zu sein. Das lässt sich unschwer feststellen. In der Regel sind wir uns nicht einmal der zahlreichen Ablenkungen, die unseren Geist vom Geschehen des jeweiligen Augenblicks abschweifen lassen, bewusst, noch nehmen wir unseren Körper von Augenblick zu Augenblick als Sitz unseres Lebendigseins wahr. Meditation ist deshalb tatsächlich radikal, weil sie das Leben, weil sie die Welt als nahtloses Ganzes liebevoll, ohne Wenn und Aber bejaht. Man könnte sie als einen radikalen Ausdruck von Liebe, als einen Akt der Liebe bezeichnen. Sie bejaht die unzähligen Facetten unseres Bedürfnisses, Teil zu sein und teilzuhaben; bejaht unser Ganzsein; bejaht die Frage, wer wir eigentlich sind.

Meditation macht die Priorität des Seins gegenüber dem Tun geltend.

Meditation ist ein bewusstes Verweilen im Augenblick, in der Gegenwart; ein Verweilen mit offenem Herzen, bei dem wir die Dinge so wahrnehmen, wie sie sind, und sie auch uneingeschränkt so annehmen, wie sie sind, nicht wie wir sie gern hätten – ganz gleich, was es ist, bei dem wir mit dieser bestimmten inneren Ausrichtung augenblicklich zu verweilen haben. Anstatt sich in automatischem, unbewusstem, achtlosem und für gewöhnlich zwanghaftem Tun zu verstricken oder endlose Geschichten darüber zu erfinden, wer wir sind, was unsere Bestimmung sein könnte, welche Empfindungen wir haben – Annahmen, die alle auf in der Vergangenheit liegenden Konditionierungen beruhen – anstelle all dessen also bedeutet Meditation, dass wir uns unabgelenkt auf die Gegenwart, auf den jetzigen Augenblick in seiner ganzen Unverbrauchtheit einlassen, ob er sich nun angenehm, unangenehm oder neutral anfühlt. Im Buddhismus spricht man von »reinem Gewahrsein« und meint damit eine direkte Wahrnehmung dessen, was sich jenseits unserer endlosen Vorstellungen und Interpretationen entfaltet, die in den Tragödien und Geschichten unseres Lebens, in unseren Vorlieben und Abneigungen, Gewohnheiten und Ängsten ihren Ausdruck finden.

Die Meditation verschafft uns den Zugang zur Gegenwart.

Unterschiedliche Meditationsanweisungen stellen nichts anderes als das notwendige Rüstzeug bzw. Gerüst dar, mit dem ein vertrauenswürdiger, zuverlässiger Zugang zur Gegenwart möglich wird. Sie dienen dazu, die Fähigkeit zu verbessern, in jedem Augenblick bewusst und mit klarem Gewahrsein anwesend zu sein, ohne ihn zu bewerten. Hat man diese Fähigkeit mithilfe einer Kombination aus unterschiedlichen Überlegungen und Übungen geschult, besteht die eigentliche Meditation daraus, alle Gedanken an ein »Ich«, das »meditiert«, oder die Vorstellung, dass es einen Ort oder Zustand anzustreben gilt, den man erreichen muss, loszulassen und einfach nur zu sein.

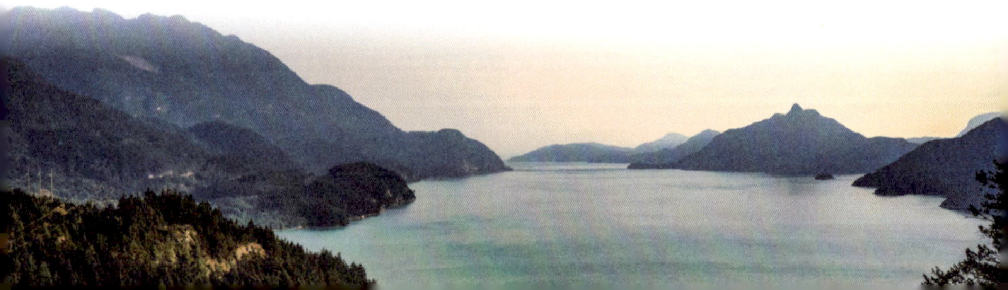

Das Tun besteht darin, den Zugang zu durchschreiten, anstatt an ihm zu hängen oder davor stehen zu bleiben – ganz gleich, wie wichtig er gewesen sein mag, um uns an diesen Punkt, in diesen Augenblick und diesen Augenblick zu uns zu bringen. In dieser neuen Landschaft der Gegenwart verweilt man dann.

In jedem Augenblick bewusst und mit klarem Gewahrsein anwesend sein.

Jeder, der schon einmal auch nur für eine kurze Zeit versucht hat, die ganze, ungeteilte Achtsamkeit auf die Gegenwart zu richten und nur des gegenwärtigen Augenblicks gewahr zu sein, weiß, wie schwer es ist, sogar wenn man sich höchst motiviert an die Arbeit macht. Recht schnell wird man von der Tatsache eingeholt, dass der Geist sein eigenes, extrem aktives Leben führt. Bis zum Bersten ist er angefüllt mit Ideen darüber, wer wir sind, was unsere Bestimmung ist und dergleichen mehr. Leider sind die meisten dieser Vorstellungen weder besonders genau noch hilfreich, wenn es darum

Die Anwendung der Meditation macht es möglich, bewusst in der Gegenwart zu leben …

geht, zu verstehen, wer wir tatsächlich sind, und uns dann damit anzufreunden. … und zwar nicht, indem wir unseren Geist mit seinen Neigungen ignorieren oder uns ihnen entgegenstellen, sondern indem wir sie mit einem im Körper verankerten, uneingeschränkten Gewahrsein bejahen und so über sie hinauswachsen. Diese »Arbeit«, dieses Tun, kann zu jeder Zeit, in jeder Körperhaltung erfolgen; dennoch hat die formale Sitzmeditation mit ihrer stabilen, reglosen Haltung eine Reihe von Vorzügen, die es uns erleichtern, den Zugang zu benutzen und tatsächlich hindurchzuschreiten.

In der formalen Sitzmeditation sieht man sich selbst als ein Zentrum des Gewahrseins. Vollkommen wach verweilt man in jedem Augenblick der Gegenwart. Diese aufmerksame Ausrichtung wird als Achtsamkeit bezeichnet. Finden wir es notwendig, uns unser Tun und den Grund dafür in Erinnerung zu rufen, wird dies als »vorsätzliches Entwickeln von Achtsamkeit« bezeichnet. Wenn wir das Gerüst loslassen und da, wo wir uns ohnehin bereits befinden, einfach nur präsent sind, ohne uns in Vorstellungen, Geschichten, Erinnerungen und Erwartungen, in Vergangenes, Zukünftiges und die begleitenden Gefühle zu verstricken, wird dies als »mühelose Achtsamkeit« oder »natürliches Gewahrsein« bezeichnet.

Es ist gar nicht so einfach zu meditieren – und das ist der Punkt, wo das Gerüst als entscheidender Stützfaktor unserer Absicht wichtig wird.

Das Gerüst mag die Form einer bildlichen Vorstellung annehmen, die uns hilft, die Meditationshaltung zu verkörpern, und uns daran erinnert, warum wir dieser nicht alltäglichen Beschäftigung überhaupt nachgehen. Viele Meditierende – und ich zähle mich ebenfalls

Berge können uns lehren, worum es beim »Einfach-nur-Sitzen« geht.

dazu – finden hier das Vorstellungsbild eines Berges äußerst hilfreich. Berge rufen ein bestimmtes Gefühl in uns hervor. Es wird ein »wirkliches« Sitzen, weil Berge eben einfach nur »dasitzen« und nichts anderes tun, als nur »da« zu sein; weil sie nicht versuchen, irgendwohin zu gelangen oder anders auszusehen, als sie es tun. Berge sind einfach nur das, was sie sind. Weil Berge immer ein großartiger Anblick sind – bei jedem Wetter, ob jemand sie sieht oder nicht –, wird unser Sitzen ebenfalls ein schöner Anblick sein. Weil Berge, gemessen an unseren Zeitmaßstäben und Kriterien für Veränderung einfach nur »sitzend verweilen«, können sie uns vielleicht lehren, worum es beim »Einfach-nur-Sitzen« eigentlich geht.

Wenn das Bild ein Echo in unserem Herzen hervorruft, kann sich unser anfängliches Bemühen um vorsätzliche Achtsamkeit schon bald, vielleicht sogar innerhalb eines Augenblicks, in mühelose Achtsamkeit oder natürliches Gewahrsein verwandeln. Nichts muss erreicht werden, nichts kultiviert. In dieser Hinsicht können wir viel von Bergen lernen. In allen Kulturen der Welt haben Berge eine archetypische Bedeutung. Sie werden als Mutter, Vater, Gott oder Göttin, als symbolische Weltachse betrachtet; als Aufenthaltsort der Götter; als der Ort, an den man sich begibt, will man die Stimme Gottes vernehmen. Sie sind heilig, verkörpern Schrecken und Harmonie, Härte und Erhabenheit. Tief mit dem Gestein der Erde verwachsen, aus der sie bestehen, erheben sie sich im wahrsten Sinn des Wortes über alles andere auf dieser Erde, ziehen uns magisch an und überwältigen durch ihre bloße Gegenwart.

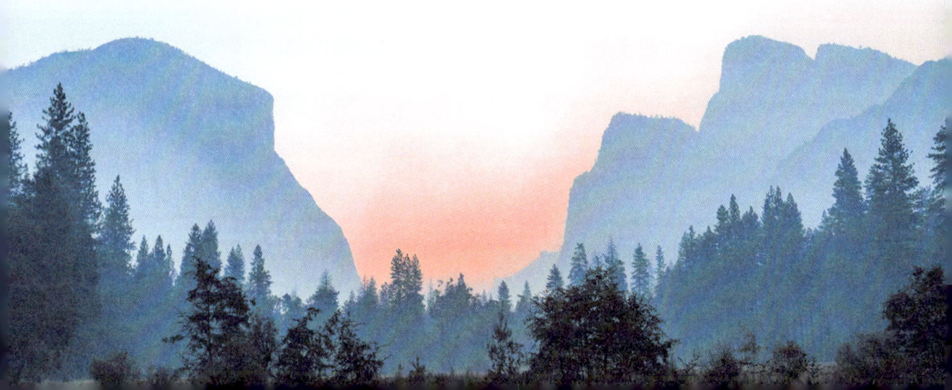

Die Bergmeditation

JON KABAT-ZINN

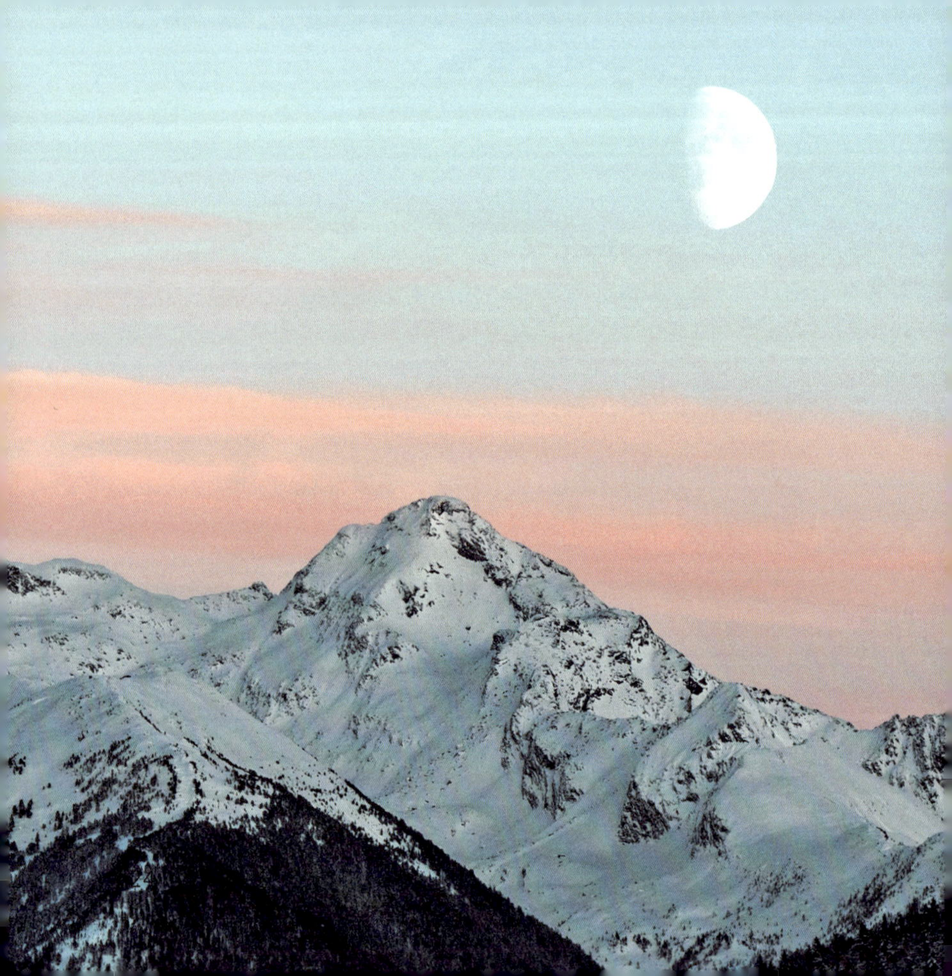

Wann immer Sie bereit sind, stellen Sie sich vor Ihrem geistigen Auge den schönsten Berg vor, den Sie kennen, von dem Sie gehört haben oder den Sie sich vorstellen können. Verweilen Sie bei diesem Bild und in dem Gefühl, das es in Ihnen hervorruft. Werden Sie sich seiner massiven Form bewusst, des aufragenden Gipfels, des tief in der Erdkruste verwachsenen Fußes, seiner Steilhänge oder sanft abfallenden Bergflanken. Fest, unbeweglich, majestätisch, ob aus der Nähe oder aus der Ferne betrachtet, verkörpert er gleichzeitig eine erhabene, von seiner einzigartigen Form herrührende Schönheit wie auch universelle Eigenschaften, die seine individuelle Form transzendieren.

Hat Ihr Berg einen schneebedeckten Gipfel?

Ihr Berg hat vielleicht einen schneebedeckten Gipfel und in den tiefer gelegenen Regionen baumbestandene Hänge. Vielleicht hat er einen einzigen, beeindruckenden Gipfel, eine Gipfelgruppe oder ein Hochplateau. Was immer sein Erscheinungsbild auch sein mag – verweilen Sie, sitzen und atmen Sie mit diesem Bild vor Ihrem geistigen Auge, jetzt, in diesem Augenblick. Betrachten Sie ihn, nehmen Sie seine Eigenschaften in sich auf – nicht so sehr, indem Sie darüber nachdenken, sondern indem Sie sie in Ihrem Innern direkt wahrnehmen.

Während Sie hier sitzen und mit dem Berg atmen, erlauben Sie Ihrem Körper so ausladend zu werden wie der vorgestellte »Körper« Ihres Berges, bis Sie mit ihm verschmelzen und eins werden. Ihr Kopf wird zum hoch aufragenden Gipfel, Schultern und Arme zu den Flanken, Gesäß und Beine zur soliden Basis, die – falls Sie auf dem Boden sitzen – auf Ihrem Sitzkissen ruht oder auf dem Stuhl. Spüren Sie in der Wirbelsäule, die als Achse aus Ihrem Becken emporstrebt, das Gefühl, emporgehoben zu werden bis hinauf zum Gipfelpunkt Ihres Scheitels. In diesem Augenblick sind Sie nichts anderes als ein atmender Berg, der unbeweglich, unerschütterlich in der Stille von Körper und Geist verweilt. Sie sind vollkommen Sie selbst – jenseits aller Worte, Gedanken und Vorstellungen, eine gebündelte, massive, geerdete, unerschütterliche Präsenz. Verweilen Sie in dieser neuen »Form«, solange Sie möchten; Sie befinden sich ohnehin bereits jenseits aller Zeit, in der zeitlosen Gegenwart, die »Jetzt« genannt wird.

Sie sind nichts anderes als ein atmender Berg, der unerschütterlich in der Stille von Körper und Geist verweilt.

Tagein, tagaus verharrt der Berg in unerschütterlicher Ruhe, während die Sonne über den Himmel wandert, Licht, Schatten, Farben und Wetter sich ständig verändern. Selbst ein ungeübtes Auge kann von Stunde zu Stunde dramatische Veränderungen wahrnehmen. Das Licht verändert sich, Tag und Nacht folgen aufeinander. Während die Jahreszeiten ineinander übergehen und das Wetter von Tag zu Tag, von Augenblick zu Augenblick wechselt, bleibt der Berg immer der Gleiche. Das Wesen des Berges hält allen Veränderungen stand.

Der Berg verweilt einfach nur, er ist einfach nur er selbst.

Im Sommer ist der Berg schneefrei – mit Ausnahme des Gipfels vielleicht oder der Senken, auf die die Sonne nicht direkt scheint. Im Herbst steht er in einem Flammenmeer brillanter Farben; im Winter liegt er unter einer Decke aus Schnee und Eis. Manchmal hüllt er sich in Wolken

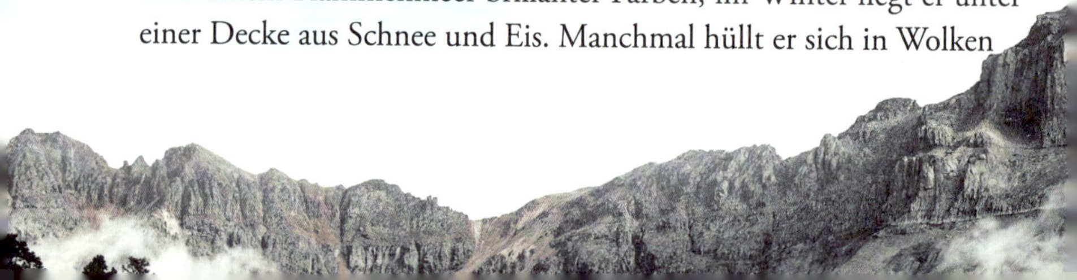

oder Nebel oder verschwindet hinter einer Wand aus Eisregen. Enttäuschte Touristen, die sich an seinem Anblick erfreuen wollten, berühren ihn nicht. Ob jemand ihn sieht oder nicht, ob in Sonne oder Wolken, Hitze oder Kälte – reglos, unberührt verweilt er, immer der Gleiche, immer er selbst.

Das Wesen des Berges hält allen Veränderungen stand.

Manchmal umtoben ihn gewaltige Stürme, Schnee, Regen, Winde von unvorstellbarer Stärke – der Berg übersteht sie alle, in unerschütterlicher Ruhe verweilend. Wieder wird es Frühling, zwitschern die Vögel

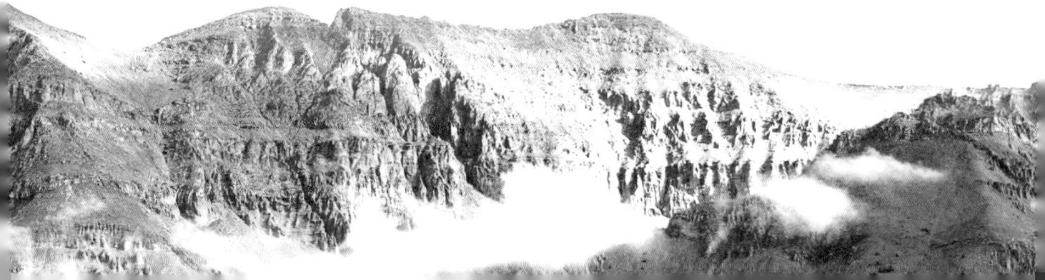

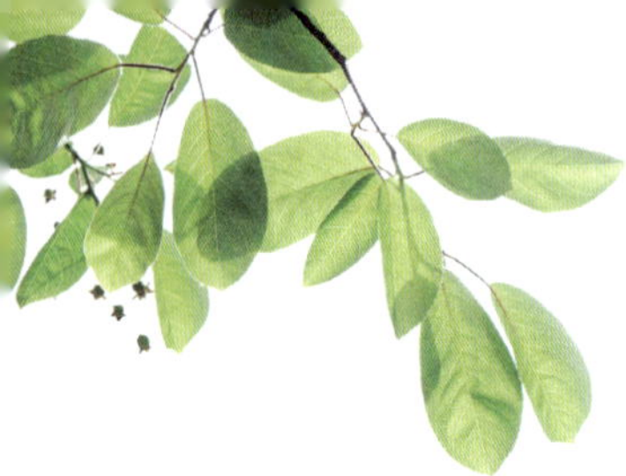

in den Bäumen, sprießt frisches zartes Grün, blühen die Blumen auf den Bergwiesen, lässt das Schmelzwasser die Bergbäche anschwellen. Von alledem unberührt, verharrt der Berg, unberührt von oberflächlichen Geschehnissen, unberührt von der Welt der Erscheinungen. Mit einem solchen Gefühl und dem Bild des Berges vor unserem geistigen Auge können wir in allen Dingen, die sich in unserem Leben ständig verändern, die gleiche unbeirrbare Ruhe verkörpern, in gleicher Weise verwurzelt sein. Sowohl in unserem Leben wie auch in der Meditation erfahren wir ununterbrochen die veränderliche Natur unseres Geistes, unseres Körpers, der äußeren Welt. Wir erfahren Helligkeit, Dunkelheit, Zeiten voll intensiver Farben und Zeiten ausgesprochener Dumpfheit. In der äußeren wie auch in der inneren Welt, in unserem Geist, erleben wir Stürme unterschiedlicher Intensität und Gewalt. Starke Winde beuteln uns, Kälte und Regen suchen uns heim. Wir haben dunkle und schmerzvolle Zeiten auszuhalten, erfahren aber auch Augenblicke intensiver Freude, erhabene Augenblicke. Sogar unsere eigene äußere Erscheinung wechselt ständig, genau wie die des Berges, die den ständigen Wetterveränderungen unterliegt und ihre ureigene Verwitterung erfährt.

Wir können uns mit der Kraft und Festigkeit des Berges verbinden und sie uns aneignen, indem wir in der Meditation zum Berg werden. Wir können seine Energie dazu benützen, um unserem Bemühen, jedem Augenblick achtsam, ausgeglichen und klar zu begegnen, Kraft zu verleihen. Dabei mag die Überlegung nützlich sein, dass es sich mit unseren Sorgen, Gedanken, Gefühlen, Gefühlsstürmen und Krisen, mit allem, was uns zustößt, nicht anders verhält als mit dem ständig sich verändernden Wetter am Berg. Wir neigen dazu, alles immer persönlich zu

Wir können uns mit der Kraft und Festigkeit des Berges verbinden.

nehmen, dabei ist das kennzeichnende Merkmal all dieser Ereignisse ihre Unpersönlichkeit! Das Wetter in unserem Leben darf weder ignoriert noch verleugnet werden. Wenn wir nicht in ihm umkommen wollen, müssen wir uns ihm stellen, es respektieren, spüren; müssen es bewusst als das erkennen, was es ist. Dann ermöglichen wir uns inmitten aller Stürme die Erfahrung einer inneren Ruhe, Stille und Weisheit, die tiefer sind, als wir je für möglich gehalten hätten. Das – und noch viel mehr – sind Berge in der Lage, uns zu vermitteln, wenn wir zuhören.

Schlussendlich allerdings ist die Bergmeditation nichts weiter als ein nützliches Werkzeug, ein Pfeil, der uns eine Richtung weist. Wir müssen genau hinschauen und uns dann in Bewegung setzen. Das Vorstellungsbild des Berges kann uns dabei helfen, größere Festigkeit zu erlangen. Aber Menschen sind ungleich komplexer und interessanter als Berge.

Wir sind atmende, bewegliche, tanzende Berge. Wir können hart wie Fels sein, beständig, unbeweglich, und gleichzeitig weich, sanft, zart und fließend. Ein gewaltiges Potenzial mit einem breiten Spektrum an Möglichkeiten steht uns zur Verfügung. Wir sind in der Lage zu sehen, zu hören, Dinge wahrzunehmen und zu verstehen. Wir können im wahrsten Sinn des Wortes »bei Sinnen« sein. Wir sind lernfähig. Wir können uns entwickeln, können gesund werden, besonders wenn wir lernen, auf das innere Gleichgewicht der Dinge zu achten und die tragende Säule unseres Seins – unseres Körpers und Geistes –, diese bergleiche Achse der Achtsamkeit, in jeder Situation, ob gut oder schlecht, nicht zu verlieren.

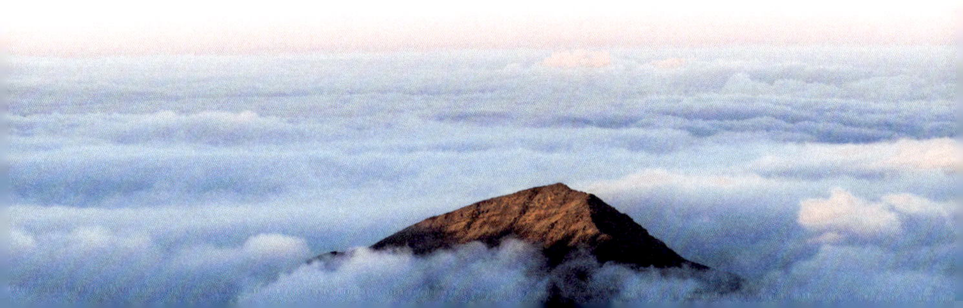

Der chinesische Dichter Li Po hat dies so ausgedrückt:

»Die Vögel sind am Horizont verschwunden,
und jetzt löst sich die letzte Wolke auf.
Wir sitzen beieinander, der Berg und ich,
bis nur der Augenblick übrig bleibt.«

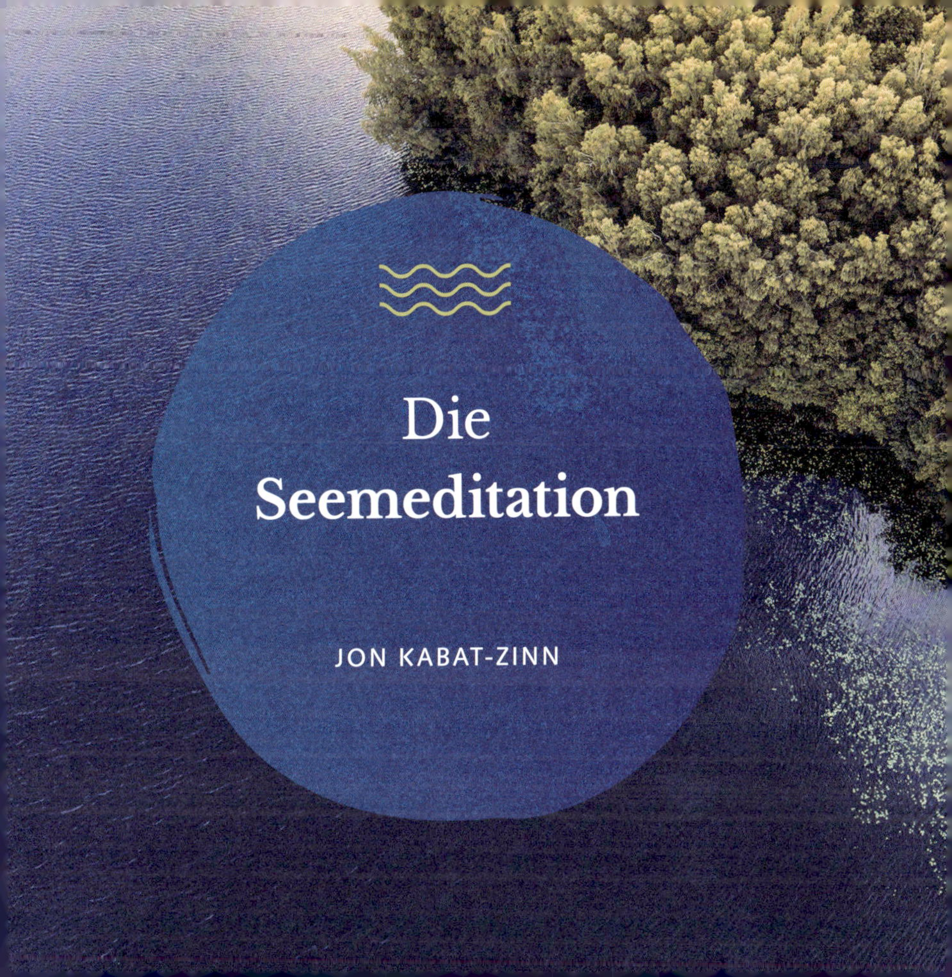

Die Seemeditation

JON KABAT-ZINN

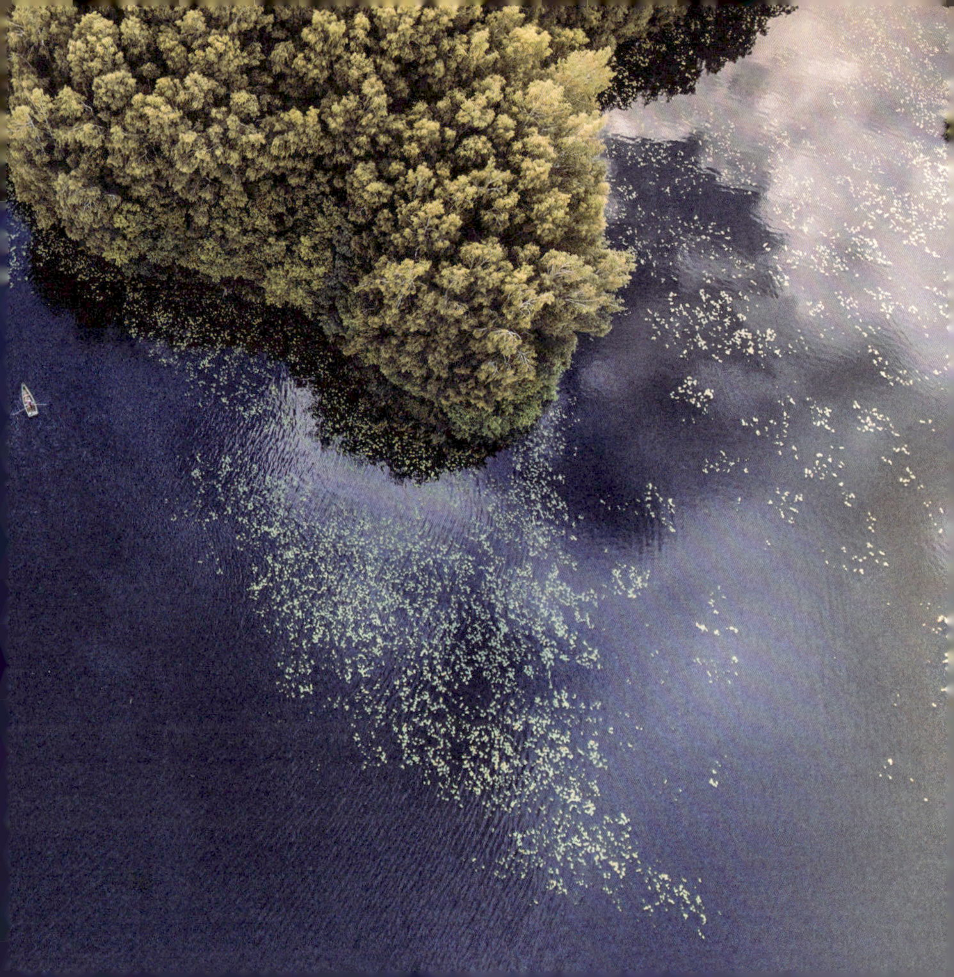

Einleitung

Ein See erweist sich als Vorstellungsbild für das Entwickeln und Vertiefen von Achtsamkeit während der formalen Sitzmeditation als ebenso geeignet, stark und wirkungsvoll wie das des Berges. Besonders wenn ich auf dem Rücken liegend meditiere, empfinde ich seine Wirkung besonders stark. Ohnehin verbringen wir einen großen Teil unseres Lebens im Liegen; wenn wir uns also mit einer Möglichkeit vertraut machen, im Liegen zu meditieren, kann sich dies für die

Aufrechterhaltung unserer Übung von Achtsamkeit während der unterschiedlichen Tageszeiten als äußerst nützlich erweisen, zum Beispiel frühmorgens vor dem Aufstehen oder abends vor dem Schlafengehen.

Wasser ist elementar wie der Fels, und sogar stärker als Fels.

Wasser hat seine ganz spezifischen Eigenschaften. Wasser ist in der Lage, Stein auszuhöhlen, wie der Grand Canyon und andere grandiose Naturlandschaften unserer Erde uns deutlich vor Augen führen. Es hat aber auch die wunderbare Eigenschaft, aufnahmefähig zu sein. Es teilt sich, um etwas anderes zuzulassen, nimmt es vollkommen auf, bedeckt es manchmal vollständig und kehrt dann in seine Ausgangsform zurück, als wäre nichts geschehen. Und wer weiß – vielleicht hat sich grundlegend ja auch wirklich nichts verändert.

Wenn man Fels mit einem Hammer traktiert, wird dieser trotz oder gerade wegen seiner Härte, seiner Festigkeit zu splittern beginnen und in Stücke springen. Nichts dergleichen geschieht, wenn man mit dem Hammer in Wasser schlägt. Möglicherweise wird der Hammer später zu rosten beginnen, das ist aber auch alles. Wasser absorbiert Schläge, und dies ist eines der wunderbaren Hauptmerkmale von Wasser. Und vergessen wir nicht, dass die gleichen wunderbaren, einzigartigen Eigenschaften des Wassers auch die Funktionen unseres Körpers regeln, der zum Großteil ebenfalls aus Wasser besteht.

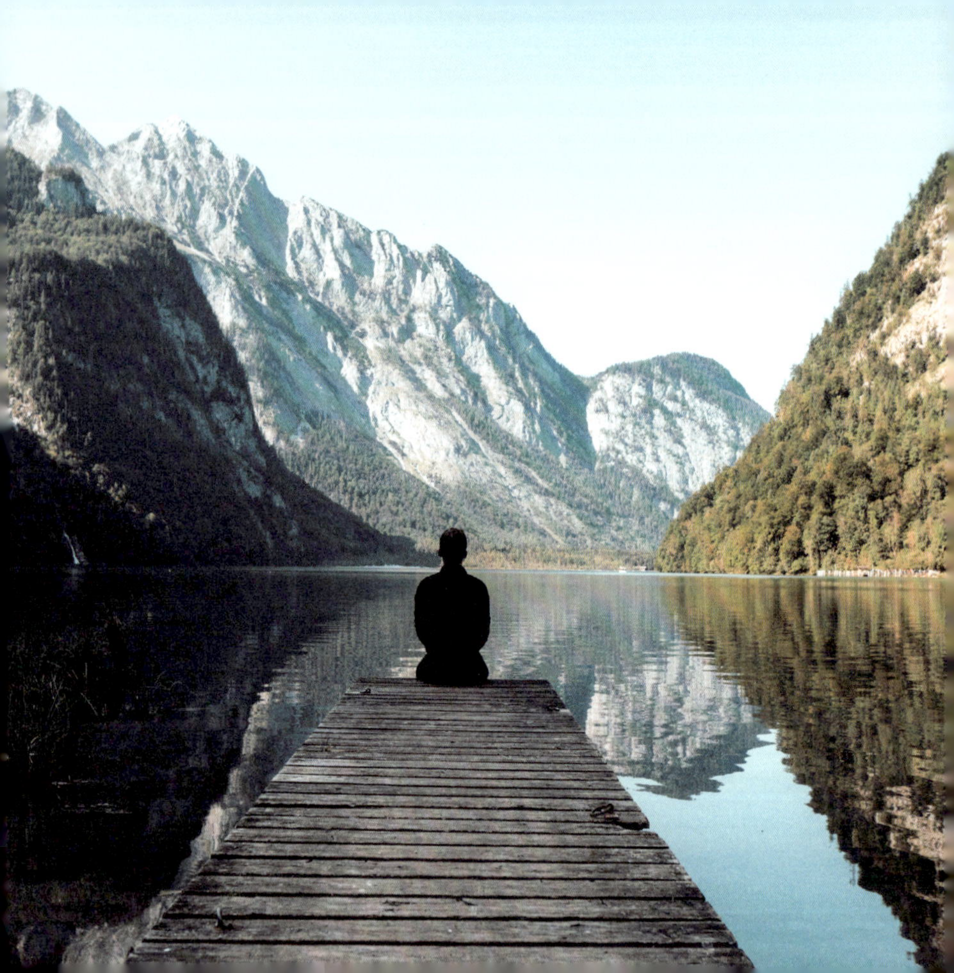

Die Seemeditation

Zu Beginn unserer Seemeditation gestatten Sie sich einige Augenblicke lang, einfach nur zu entspannen, entspannt, mit geschlossenen Augen dazuliegen, Ihren Atem zu spüren, den Körper zu spüren, der auf dem Bett oder einer Decke am Boden liegt und von ihm getragen wird. Atmend und ruhig werdend erlauben Sie sich, sich auf Ihren Körper als ein vollständig Ganzes einzustimmen. Dann, so gut es geht, versuchen Sie, sich wie Wasser zu fühlen, das in einer Vertiefung zusammenfließt, sein eigenes Niveau findet, sich dort sammelt, während Sie vor Ihrem geistigen Auge das Bild eines Sees entstehen lassen, eingebettet in den Schoß der Erde selbst … einen See, den Sie kennen, der Ihnen gefällt oder eine Bedeutung für Sie hat. Der als inneres Bild in Ihnen entstehende See mag weit und ausladend sein, oder klein, vielleicht ein tiefer Bergsee, vielleicht seicht, die Oberfläche schlammig oder klar, von tiefblauer Farbe oder eher grünlich – wie immer Sie möchten.

Der See kann ganz und gar sein, wie Sie möchten.

Bei windstiller Witterung mutet die glatte Wasseroberfläche weich und sanft an. Wie in einem Spiegel spiegeln sich Berge, Bäume, Himmel, Wolken; erscheint alles augenblicklich, als wäre es in ihm vorhanden. Bei stürmischer Witterung entstehen Wellen auf dem See – Kräuselwellen, Schaumwellen, Gischt … Die klaren Spiegelungen auf der Wasseroberfläche werden vom Wind zerrissen; sie zerrinnen in kleine Fragmente und lösen sich auf, bis nur noch das Sonnenlicht wie glitzernde Diamanten auf dem See tanzt. Wenn dann die Nacht hereinbricht, beginnt bci windstillem Wetter der Mond seinen Tanz auf dem See. Auf der glatten Oberfläche spiegeln sich Baumsilhouetten und andere schattige Umrisse. Im Winter friert die Oberfläche des Sees vielleicht zu, aber darunter wimmelt es von Leben. Zu jeder Tages- und Jahreszeit, bei jeder Witterung, ist und bleibt der See er selbst, auch wenn die Gestalt der Wasseroberfläche und deren Eigenschaften sich unter dem Einfluss wechselnder Bedingungen verändert.

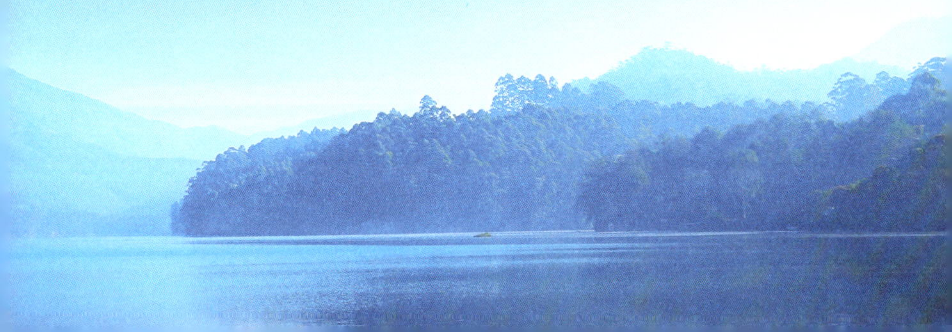

Atmen Sie mit dem Bild des Sees; fühlen Sie, wie Ihr Körper sich mit jedem Atemzug mehr und mehr wie der Körper des Sees anfühlt.

Lassen Sie den See vor Ihrem geistigen Auge Gestalt annehmen, und lassen Sie Ihren Körper, Ihr ganzes Sein, so ausladend werden wie der See, bis Ihre Energie mit der des Sees verschmilzt. Dieses Gewahrsein trägt Ihren Körper, Ihren Geist, Ihr ganzes Sein – so wie das ausladende Becken der Erde das Wasser des Sees in jedem Augenblick, in jedweder Form sanft stützt, umspannt und zusammenhält. Erlauben Sie sich, für alles, was auftauchen mag, völlig offen und empfänglich zu sein; spiegeln Sie es einfach wider. Erlauben Sie sich, Augenblicke vollkommener Ruhe zu erfahren, die auftreten, wenn das Wasser und die Reflexionen in ihm vollständig ruhig und klar sind; aber auch jene Augenblicke, die eintreten, wenn Wasseroberfläche und Spiegelungen durch Stürme im Geist aufgewühlt und unklar sind, sodass zeitweise weder das Wasser noch die Spiegelungen klar zu erkennen sind.

All dies lassen Sie liegend an sich vorbeiziehen. Liegend nehmen Sie die wechselnden Energien in Ihrem Geist und Körper wahr, die Flüchtigkeit von Gedanken und Gefühlen, von Impulsen, Reaktionen, Wahrnehmungen und Empfindungen, die alle wie kleinere und größere Wellen auf der Oberfläche erscheinen und verschwinden, kommen und gehen. Werden Sie sich auch ihrer Wirkungen bewusst und beobachten Sie sie, als würden Sie die Veränderungen auf der Oberfläche des Sees beobachten und wahrnehmen – den Wind, die Wellen, das Licht, die Schatten, Reflexionen, Farben und Gerüche.

Ist es Ihnen möglich, die Gedanken und Gefühle in Ihrem Geist aufsteigen zu sehen? Zu sehen, wie sie sich, ähnlich wie Wellen auf der Wasseroberfläche, wieder auflösen und vergehen? Ist es Ihnen möglich, sie als augenblicklich entstehende und vergehende, kleinere und größere mentale Ereignisse zu sehen, von denen jedes einen Anfang, eine Mitte und ein Ende hat? Ist es Ihnen möglich, Gedanken, Gefühle, Empfindungen und Impulse wie Wasserzeichnungen zu sehen, die keinerlei Spuren hinterlassen, wenn wir sie weder festhalten noch verfolgen, sondern ihrer einfach gewahr werden und sie in ihrem Kommen und Gehen als das erkennen, was sie sind? Können Sie sich mit dem Gedanken anfreunden, dass Ihr Geist und der See ein gemeinsames, ihnen innewohnendes Merkmal besitzen – nämlich eine zeitweise leicht gekräuselte

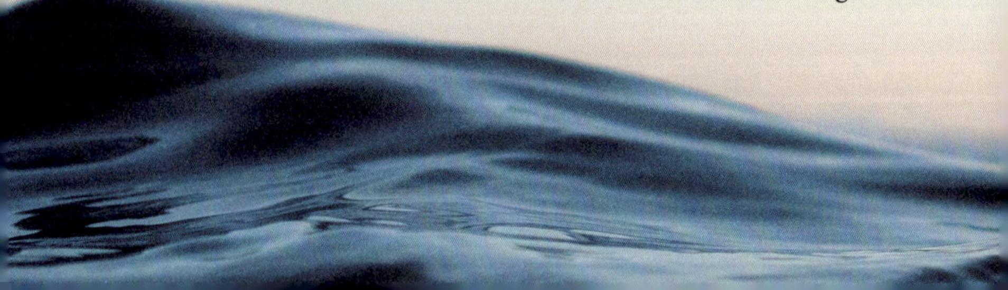

oder aufgewühlte Oberfläche? Dass beide ihrer Natur nach fließend sind und den vorherrschenden »atmosphärischen« Einflüssen des Wetters unterliegen? Wenn es Ihnen möglich ist, diesen Zustand des Gewahrseins nicht nur in Bezug auf die Wellen aufrechtzuerhalten, sondern auf den ganzen »Körper« des Sees, ermöglichen Sie sich selbst die Erfahrung der unter der Oberfläche wohnenden, ungeheuer tiefen Stille und Ruhe, die durch die turbulenten Stürme auf der Oberfläche höchstens sanft gekräuselt werden.

Können Sie sich mit dem Gedanken anfreunden, dass Ihr Geist und der See ein gemeinsames, ihnen innewohnendes Merkmal besitzen?

Ist es Ihnen möglich, in der formalen Sitzmeditation wie auch in Ihrem täglichen Leben nicht nur den Inhalt Ihrer Gedanken und Gefühle wahrzunehmen, die Wellen an der Wasseroberfläche gleichen, sondern

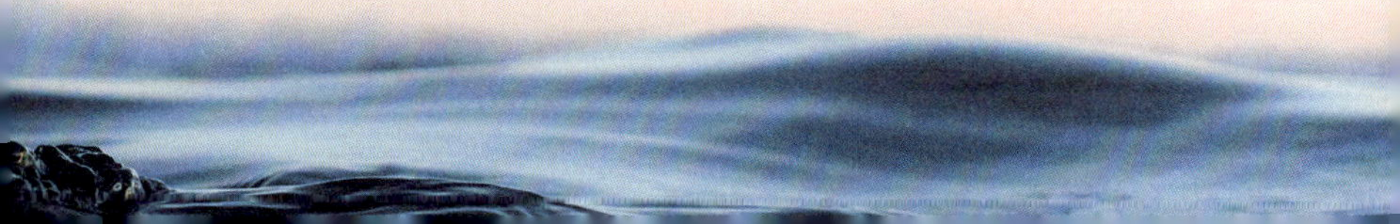

auch das ungeheure Speicherpotenzial kristallklaren Gewahrseins, das in der Tiefe des Geistes verborgen liegt? In der Seemeditation versuchen wir absichtlich, bewusst, allen von Augenblick zu Augenblick auftretenden Zuständen des Geistes und des Körpers mit Gewahrsein zu begegnen, sie anzunehmen und nicht zu bewerten, seien es nun vertraute oder unbekannte, angenehme oder unangenehme, schmerzvolle, unbedeutende oder wichtige – nicht anders als der See, der in seiner Ganzheit von der Erde gestützt wird, fließt, sich ständig verändert, aber immer er selbst ist, manchmal aufgewühlt und dunkel, dann wieder ruhig und klar. Bei klarer Witterung reflektiert er, seiner Natur entsprechend, die Gestirne, Berge, Bäume, Wolken, den Himmel, Vögel – alles, was in seine Nähe kommt. Wir erfreuen uns am Schauspiel seiner durch Wind und Wetter ständig wechselnden Stimmungen. Sogar wenn er sich von Eis bedeckt darbietet, freuen wir uns an seinem Glitzern, an der Kraft, die wir verspüren, an seinem manchmal aufgewühlten Gebaren, ohne jedoch in ihm gefangen oder davon betroffen zu sein.

»Wasser des Himmels … es ist ein Spiegel, den kein Stein zerbricht, dessen Quecksilber sich nicht aufbraucht, dessen güldene Natur sich selbst immer wieder herstellt; weder Stürme noch Staub können seine ewig frische Oberfläche beschmutzen; ein Spiegel, in dem aller Schmutz, der in ihm erscheint, versinkt, eintaucht; von den dunstigen Bürsten der Sonne weggewischt, diesem lichten Staubtuch … auf dem, wenn angehaucht, kein Atem hängen bleibt … das eigenen Atem verströmt … Wolken hoch über seiner Oberfläche, und doch in seinem Schoß sich widerspiegelnd.«

HENRY DAVID THOREAU, *Walden*

»Wenn sie die Wahrheit erkannt hat,
wird eine weise Person wie ein See – klar, tief und ruhig.«

BUDDHA

Wichtiger Hinweis

Die Ratschläge und Übungen in diesem Buch sind von den Autoren sowie dem Verlag sorgfältig geprüft worden. Dennoch kann eine Garantie nicht übernommen werden. Bei Beschwerden sollten Sie auf jeden Fall ärztlichen, psychotherapeutischen oder psychologischen Rat oder den Rat eines/einer Heilpraktikerin Ihres Vertrauens einholen. Eine Haftung der Autoren oder des Verlags für Personen,- Sach- und Vermögensschäden ist ausgeschlossen.

Anhang

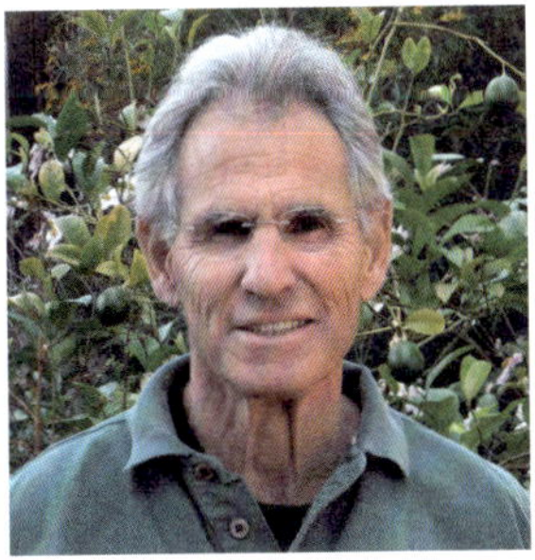

Jon Kabat-Zinn

Jon Kabat-Zinn ist Professor Emeritus für Medizin an der University of Massachusetts Medical School und Begründer des Center for Mindfulness in Medicine, Health Care and Society.

Jon Kabat-Zinn erhielt seinen Doktor in Molekularbiologie am Massachusetts Institute of Technology im Labor des Nobelpreisträgers Salvador Luria, MD. In seiner Forschungskarriere konzentrierte er sich auf die Verbindung von Körper und Geist bei der Heilung und den klinischen Anwendungen des Achtsamkeitstrainings für Menschen mit chronischen Schmerzen und mit Stress verbundenen Beschwerden. Die Arbeit von Jon Kabat-Zinn hat zu einer wachsenden Bewegung beigetragen, durch die Achtsamkeit in Krankenhäusern, Schulen, Unternehmen, Gefängnissen und Sport-Verbänden angewendet wird. Medizinische Einrichtungen in der ganzen Welt bieten heute Achtsamkeitstraining und MBSR-Kurse an.

Jon Kabat-Zinn ist Autor zahlreicher Bestseller, die in mehr als dreißig Sprachen übersetzt wurden.

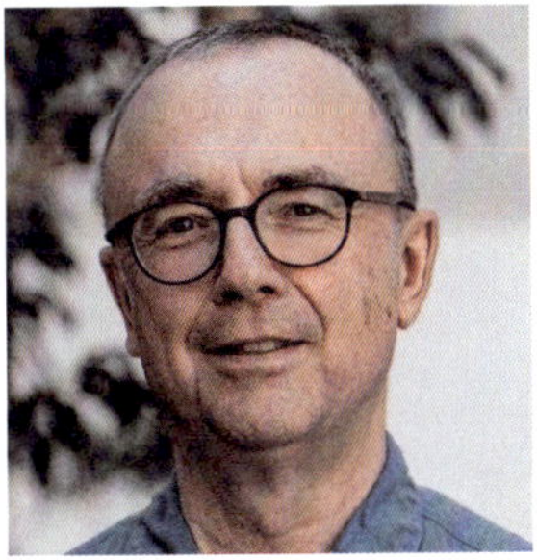

Lienhard Valentin

Lienhard Valentin ist ein international bekannter Achtsamkeitslehrer, Gestaltpädagoge und Buchautor. Er gründete den Arbor Verlag, den Verein »Mit Kindern wachsen« und die gemeinnützige Arbor Seminare gGmbH.

Sein Schwerpunkt liegt in der Integration von Achtsamkeit und Mitgefühl ins tägliche Leben – vor allem von Eltern und Pädagogen. Er arbeitet seit vielen Jahren mit Jon Kabat-Zinn zusammen, seit er ihn 1997 das erste Mal nach Deutschland einlud.

Mehr zu Lienhard Valentin und seinen aktuellen Projekten finden Sie auch unter www.lienhard-valentin.de.

Weitere Bücher von Jon Kabat-Zinn

Stressbewältigung durch die Praxis der Achtsamkeit
48 Seiten mit CD,
ISBN 978-3-86781-121-7

Achtsamkeit für Anfänger
Mit geführten Meditationen zum Download
184 Seiten, ISBN 978-3-86781-264-1

Meditation ist nicht, was Sie denken
Warum Achtsamkeit so wichtig ist
304 Seiten, IBSN 978-3-86781-250-4

Wach werden und unser Leben wirklich leben
Wie wir Achtsamkeit im Alltag praktizieren
240 Seiten, ISBN 978-3-86781-251-1

Das heilende Potenzial der Achtsamkeit
Eine neue Art, zu sein
328 Seiten, ISBN 978-3-86781-252-8

Achtsamkeit für alle
Weisheit zur Transformation der Welt
254 Seiten, ISBN 978-3-86781-253-5

Geführte Meditationen

1 Lange Sitzmeditation 25 Min.
2 Kurze Sitzmeditation 10 Min.
3 Liegemeditation mit Bodyscan 30 Min.
4 Bergmeditation 20 Min.
5 Seemeditation 20 Min.
6 Stille mit Klangschale 10 Min.
7 Stille mit Klangschale 20 Min.

Sie finden die Übungen in unserem Online Center unter www.arbor-online-center.de/begleitmaterial/ Geben Sie den Code **h4550w** ein.

Seminare

Die gemeinnützige *Arbor-Seminare gGmbH* organisiert regelmäßig Seminare und Weiterbildungen mit führenden Vertreter*innen achtsamkeitsbasierter Verfahren. Nähere Informationen finden Sie unter:

www.arbor-seminare.de

Arbor Online-Center

Lernen Sie die Autor*innen unserer Bücher und die Referent*innen unserer Veranstaltungen kennen: in Interviews, Vorträgen, Meditationsübungen, Webinaren, Podcasts sowie Kursen und zahlreichen weiteren Ressourcen:

www.arbor-online-center.de